ASSOCIATION FRANÇAISE

POUR

L'AVANCEMENT DES SCIENCES

CONGRÈS DE NANTES

1875

M. Olbadie. — Détermination du siège de certaines boiteries de chevaux.

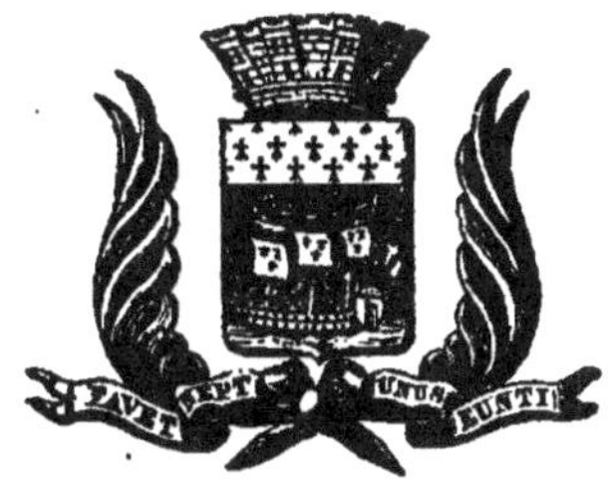

PARIS

AU SECRÉTARIAT DE L'ASSOCIATION

76, rue de Rennes.

ASSOCIATION FRANÇAISE

POUR L'AVANCEMENT DES SCIENCES

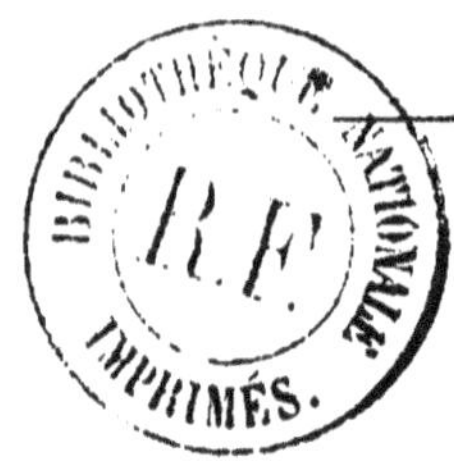

M. B. ABADIE

Vétérinaire du département de la Loire-Inférieure à Nantes.

DÉTERMINATION MÉTHODIQUE DU SIÉGE DE CERTAINES BOITERIES DE CHEVAUX, VULGAIREMENT ATTRIBUÉES, LE PLUS SOUVENT A TORT, A DES ÉCARTS, OU A DES ALLONGES

— Séance du 25 août 1875. —

I

Parmi les boiteries, très-fréquentes sur les chevaux, il en est dont les causes, le siége et la nature ont été et sont encore méconnus. *Ecart* et *allonge* sont deux expressions inventées par d'anciens hippiatres, et consacrées encore aujourd'hui, pour désigner les claudications dont le siége ne s'est manifesté aux sens du praticien par aucun signe tangible et certain.

L'*écart* serait une déchirure ou une distension des muscles ou ligaments qui fixent l'épaule contre le thorax, ou les abouts de l'articulation scapulo-humérale entre eux.

Allonge signifierait des lésions identiques, siégeant à la région supérieure des membres postérieurs, aux lombes, aux hanches, ou à l'articulation coxo-fémorale.

Qu'on ne croie pas en effet que le diagnostic de ces deux affections repose sur des symptômes évidents, sanctionnés à l'autopsie par des lésions particulières.

Au contraire, l'*écart* et l'*allonge* sont affirmés ou supposés, quand aucun signe ne semble indiquer qu'une région des membres, sans en excepter l'épaule ou la hanche, soit le siége d'une maladie : l'*écart* et l'*allonge* sont la négation de tout signe tangible aux sens de la vue et du toucher.

Ainsi soit donné un cheval boiteux, quand le sabot et les régions séparées du tronc auront été l'objet d'un examen scrupuleux par le praticien, celui-ci, s'il n'y a rien découvert, déclarera le cheval atteint d'*écart* ou d'*allonge*.

Il est juste de dire que cette manière de conclure a donné lieu, de la part des hommes les plus éminents, à des critiques judicieuses. Cependant, en présence de l'obscurité qui règne dans cette partie de la science vétérinaire, cette méthode est restée comme une nécessité imposée à tous les cliniciens.

Il n'est pas douteux que des efforts de locomotion ne doivent engendrer des écarts ou allonges réels; mais il est reconnu depuis longtemps, par les vétérinaires les plus distingués, que des boiteries attribuées à de pareils accidents, ne leur appartenaient cependant pas.

Telle est, par exemple, la maladie naviculaire, qui siége à la région digitée, ainsi que les autopsies l'ont démontré. Elle fut méconnue jusques il y a environ cinquante ans, et considérée et traitée jusqu'alors comme un *écart*. Les signes sur lesquels repose son diagnostic lui sont communs avec des boiteries qui ne doivent pas être confondues avec elle : aussi j'ai la conviction profonde que les cliniciens les plus éminents ont dû souvent affirmer le siége de boiteries sur l'os naviculaire, quand il existait ailleurs.

Voilà, en réalité, l'incertitude qui règne, en vétérinaire, sur le diagnostic du plus grand nombre des boiteries dont les chevaux sont si fréquemment atteints.

II

Eh bien! cette incertitude sera en grande partie, sinon complétement détruite, lorsque la méthode que je me propose de développer ici aura été comprise et vulgarisée.

Je reconnais les obstacles qu'un tel résultat doit rencontrer : ils sont inhérents à toute innovation. Le temps surtout finira par les aplanir. Mais je suis convaincu que rien ne saurait mieux devancer la sentence de ce grand justicier, qu'un bon accueil fait par l'Association à mon étude spéciale de cette question.

Le système repose sur cette donnée que dans certaines boiteries, il existe sur des points divers du membre malade, des foyers douloureux, circonscrits, rendus manifestes par une pression méthodique, et qui ne s'accompagnent, le plus souvent, d'aucun changement dans la forme, le volume et la température de la région qui en est le siége.

Il me faut donc :

1° Exposer la méthode d'exploration, à l'aide de laquelle il est possible de découvrir les foyers douloureux sur les surfaces qu'ils occupent le plus communément ;

2° Déterminer la signification qui doit leur être attribuée, ou l'influence qu'ils exercent dans la manifestation des boiteries avec lesquelles ils coïncident, en étudiant la manière dont celles-ci débutent et se comportent, ainsi que les altérations qui surviennent quelquefois dans les régions qui étaient le siége de ces foyers, ou dans d'autres qui en sont plus ou moins éloignées ;

3° Envisager le genre des maladies connues auquel il est possible de les rattacher ou au moins de les comparer, afin de pouvoir définir leur nature.

4° Rechercher les causes qui les produisent et le traitement à leur opposer.

III

En exerçant une pression, à l'aide de l'extrémité du pouce ou de celles de l'index et du médius, perpendiculairement à l'axe des rayons embrassés par la main, je suis parvenu à découvrir, sur des points circonscrits, dans les membres boiteux, des foyers douloureux n'occupant souvent qu'une étendue de un ou de deux centimètres carrés.

Aux membres antérieurs, ces foyers se traduisent, dans les muscles qui environnent l'articulation scapulo-humérale, sur lesquels les yeux doivent être fixés, par une contraction plus ou moins énergique, symptôme de la douleur éprouvée par le patient. Cette contraction varie d'intensité, suivant l'irritabilité du sujet et le degré de l'affection: il est des cas où l'animal retire le membre avec violence, se cabre et menace de se renverser.

Aux membres postérieurs, c'est par la contraction des muscles de la croupe que le malade manifeste la douleur provoquée.

Lorsqu'un foyer douloureux est constaté, on remarque qu'une égale pression exercée au voisinage de la surface sur laquelle il est circonscrit, ou sur le point exactement correspondant du membre opposé, ne produit aucune contraction. Ce contrôle est toujours nécessaire pour confirmer le diagnostic.

Il est des cas ou une pression légère est moins bien supportée qu'une très-forte.

Plusieurs pressions rapidement répétées ont pour effet d'éteindre la douleur ; car alors elles deviennent indifférentes pour l'animal.

Pour que la pression obtienne un résultat distinct, les doigts doivent agir avec souplesse, leur force se concentrant sur l'extrémité de la dernière phalange. Il est nécessaire de posséder un *modus faciendi*, qui ne s'acquiert que par des exercices plus ou moins prolongés : sous ce rapport, chaque praticien doit faire sa propre éducation.

La difficulté, pour un commençant, de rendre manifeste la douleur, même là où un praticien expérimenté vient de la constater, est assurément le principal obstacle, qui retarde la vulgarisation de la méthode. C'est bien là aussi un des motifs pour lesquels elle rencontre des incrédules, surtout parmi ceux trop prompts à se décourager dès les premiers essais.

Quant à leur siége, les foyers douloureux ont été rencontrés : sur les membres antérieurs :

A la face externe de l'olécrâne, apophyse du cubitus, qui forme la base du coude ;

En dehors et en dedans de la face antérieure du radius, notamment vers le genou ;

Autour de la marge articulaire inférieure du genou, surtout intérieurement ;

A l'extrémité supérieure, côté externe de la face antérieure du métacarpien et sur le même point, vers le milieu de sa longueur ;

Sur le trajet des deux péronés, plus souvent vers le genou et en dehors ;

Sur la marge articulaire du boulet, principalement en avant, au sommet du premier phalangien, os qui forme la base du paturon ;

Sur tous les points de la surface de ce dernier ;

A la face antérieure, mais surtout postérieure du deuxième phalangien, au point où la peau s'infléchit pour aller se réunir avec les glômes de la fourchette. (Ce dernier foyer douloureux est caractéristique de la maladie naviculaire.)

Dans les membres postérieurs, les foyers douloureux ont été observés :

Au sommet de la hanche, vers l'extrémité et un peu en arrière de l'angle interne de l'ilium ;

Au point d'émergence du nerf sciatique, après le passage de ce tronc nerveux à travers le coxal ;

Vers le bord postérieur de l'ischium, un peu en avant de la pointe de la fesse ;

Au sommet du tibia, en dedans de la rotule ;

Sur les bords de la coulisse du ligament inférieur de cet os ;

Sur la face externe de l'extrémité supérieure de l'os principal du canon ;

Sur divers points de la surface du paturon.

En général, chacun de ces foyers douloureux est isolé et unique dans le membre boiteux.

Mais il se déplace quelquefois, en disparaissant dans un intervalle de deux ou trois jours, pour se fixer sur un autre point.

Cependant il est des boiteries dans lesquelles ces foyers sont multiples ; mais en ce cas, sur l'un d'eux, la douleur provoquée est plus intense.

Dans les boiteries d'une extrême gravité et survenues subitement, les foyers sont presque toujours multiples et d'une égale sensibilité.

Un *processus* inflammatoire, ou un foyer purulent dans le tissu sous-corné, s'accompagnent habituellement de foyers douloureux, notamment au coude ; ils disparaissent avec le mal de sabot.

IV

Les boiteries qui coïncident avec ces foyers douloureux, sans qu'il soit possible de constater une lésion quelconque dans le sabot ou sur toute autre région du membre, sont très-communes sur les chevaux de tout âge et de toute condition.

On les observe plus souvent aux membres antérieurs qu'aux postérieurs, ainsi que sur les chevaux soumis à des exercices aux allures rapides.

Elles débutent le plus souvent d'une manière graduelle, pour arriver plus ou moins rapidement à leur *summum* d'intensité.

Cependant il en est, même parmi les plus accentuées, qui se déclarent subitement, surtout au milieu de l'exercice, quelquefois pendant le repos.

Dans les cas les plus intenses, le cheval, en marchant, appuie à peine la pince du sabot sur le sol : il boite, comme on dit, à trois jambes, et ne pourrait trotter.

En général, la claudication est moindre et peut même n'être appréciable qu'à l'allure du trot.

L'exercice, même modéré, l'aggrave le plus ordinairement.

Il en est, surtout parmi les plus subites et les plus intenses, qui guérissent en peu de jours, sans jamais réapparaître.

D'autres sont plus rebelles, sujettes à rechute ou à récidive, ou tout à fait incurables.

Il n'est pas rare de voir, après une guérison de la durée de plusieurs mois, la claudication se montrer au membre opposé, en coïncidence avec des foyers douloureux, siégeant sur les points correspondants à ceux du premier membre boiteux.

Dans les boiteries incurables, dans celles d'une longue durée ou qui ont récidivé un grand nombre de fois, on observe les particularités suivantes :

Le cheval se couche souvent, se relève avec quelque difficulté. Pendant les premiers instants, il tremble sur les membres antérieurs, et semble éprouver de la douleur à redresser les genoux.

A la suite d'une station un peu prolongée, si on le fait appuyer à droite ou à gauche, il fait entendre, comme provenant des jointures ou des gaînes tendineuses, un bruit de craquement ou de crépitation, quelquefois très-prononcé.

Les allures sont profondément modifiées : le cheval marche comme sur des épines ; les sabots rasent le sol : on dit que les épaules sont chevillées. Souvent, au sortir de l'écurie, quand le pied porte à faux, sur un terrain inégal, les rayons du membre se fléchissent subitement ; l'animal trébuche et menace de tomber. Ce n'est qu'en s'échauffant, par la continuation de la marche, qu'il recouvre un peu de son ancienne souplesse.

Les surfaces où siégeaient les foyers douloureux, autour du genou, sur le canon et l'os du paturon, sont assez fréquemment envahies, à la longue, par des engorgements très-durs, qui procèdent certainement du périoste ou de l'os : il en est qui acquièrent un volume considérable et occasionnent une boiterie intense pendant qu'ils restent sous l'influence du processus inflammatoire ; mais aussitôt que celui-ci est éteint, la boiterie peut cesser, malgré la persistance de la tumeur, qui ne se résorbe jamais entièrement.

Dans le membre antérieur boiteux, le sillon qui existe entre les deux branches de la fourchette est le plus souvent le siége d'un suintement séro-purulent.

Quand la boiterie est ancienne, le sabot s'est rétréci, et semble s'être allongé : comparé à celui du côté opposé, il présente sous ce rapport des différences très sensibles.

Une altération constante dans un membre anciennement boiteux, c'est l'atrophie, ou du moins l'émaciation des masses musculaires de l'épaule, du bras et de l'avant-bras, de la hanche et de la cuisse.

Un indice de l'ancienneté de la claudication se tire aussi de la comparaison des deux boulets : tandis que celui du membre atteint est sec et d'une netteté plus ou moins parfaite, celui du membre opposé présente souvent un engorgement empâté, diffus et indolent, résultant d'infiltration, suite de fatigue, l'animal soulageant le côté malade pour surcharger le côté sain.

V

En général, les boiteries, même les plus graves, permettent de tirer encore quelque service des chevaux qui en sont atteints. On les perd de vue dans cette phase de leur carrière : c'est pour cela qu'il est difficile de pouvoir apprécier, par des autopsies, les altérations intimes dont chaque tissu peut être atteint.

Cependant je crois devoir rapporter ici l'examen minutieux que voulut bien faire M. le professeur T. Laënnec des membres boiteux de deux juments, qui, six mois auparavant, avaient été frappées de névrite du sciatique avec subite paraplégie. Le mal aigu avait été conjuré en huit ou dix jours ; mais la locomotion était restée très-pénible, par l'inaction des muscles de la cuisse.

Ces deux malades avaient subi un traitement prolongé par les frictions vésicantes, les lotions d'essence de térébenthine, les douches, les injections hypodermiques de chlorhydrate de morphine et de sulfate d'atropine, alternés, et la cautérisation ; elles avaient passé six mois dans le repos absolu ou placées dans la prairie.

Mises à mort par effusion de sang, l'examen par le microscope eut lieu cinq heures après.

Première jument.

« Le nerf sciatique gauche (membre boiteux) est très-aplati et ressemble plutôt à
» une aponévrose qu'à un cordon nerveux; le tissu conjonctif est, en effet, bien
» abondant, et le microscope démontre que les fibres nerveuses sont en grande par-
» tie granulées; à peine rencontre-t-on trois fibres saines sur dix, contre sept dégé-
» nérées. La plupart sont réduites à l'enveloppe névrilématique, remplie de fines
» granulations graisseuses.

» Le nerf fémoral antérieur gauche présente une teinte rouge, inflammatoire,
» dans plusieurs points de son trajet. Ses fibres sont également très-dégénérées,
» très-granulées. La proportion du tissu conjonctif est ici plus considérable qu'à
» l'état normal, mais infiniment moins grande que dans le sciatique sus-mentionné.

» L'on pourrait, je crois, dire que, dans le fémoral antérieur, la lésion est à l'état
» aigu, tandis qu'elle est chronique dans le sciatique.

» Les nerfs sciatique et fémoral antérieur du côté droit, examinés comparative-
» ment, se présentent sous la forme de faisceaux plus arrondis; le sciatique surtout
» n'est pas aplati, étalé en aponévrose, comme le nerf correspondant du côté gau-
» che. Les fibres sont ici très-belles, très-normales, et sur toutes, la moelle ner-
» veuse, plus ou moins régulièrement coagulée, est apparente ; sur aucune on ne
» peut remarquer la dégénérescence granuleuse. Sur beaucoup de ces fibres, sans
» aucun artifice de préparation, je puis facilement faire voir aux élèves qui m'as-
» sistent dans mes recherches le cylindre-axe.

» Les cartilages de toutes les articulations du membre postérieur gauche sont al-
» térées. A l'œil nu il était déjà évident que partout la substance cartilagineuse
» était raréfiée, et que, sur quelques points, il existait des ulcérations taillées à
» pic.

» Examinés au microscope, ces cartilages présentent les caractères morphologi-
» ques de la chondrite : au lieu des grandes capsules, plus ou moins éloignées les

» unes des autres, telles qu'on les rencontre dans les cartilages diartrodiaux, on n'a-
» perçoit que de petites cellules rondes, embryonnaires, très-abondantes; surtout
» au voisinage des ulcérations. Dans certains points la substance fondamentale est
» devenue fibroïde Tous les cartilages examinés ont présenté les mêmes transfor-
» mations dans toutes les articulations du membre gauche, tandis que, du côté
» droit, ils étaient dans l'état normal.

» Un muscle? Le trifémoro-rotulien, examiné au microscope, a présenté des
» fibres dégénérées, granulées, en voie de régression graisseuse. A l'œil nu il
» était très-pâle, et la dégénérescence graisseuse avait été annoncée lors de l'au-
» topsie. »

Deuxième jument.

« Le nerf sciatique gauche est très-aplati et fibreux. A l'examen histologique on
» rencontre une très-grande quantité de tissu conjonctif. Les fibres nerveuses elles-
» mêmes ne sont pas dégénérées, pas granulées; leur moelle nerveuse est norma-
» lement coagulée; le cylindre-axe facile à voir sur plusieurs. La gaîne externe des
» fibres nerveuses, le névrilemme, est visiblement épaissie : hyperplasie du tissu
» conjonctif dans le nerf, épaississement considérable de la gaîne des fibres ner-
» veuses, telle est la lésion du nerf sciatique gauche.

» Le fémoral antérieur est sain ; ses fibres sont normales.

» Les deux nerfs correspondants du côté opposé, examinés par comparaison, ne
» laissent apercevoir aucune lésion. Le nerf sciatique droit, loin d'être aplati, se
» présente sous la forme d'un cordon plus ou moins arrondi.

» Toute la dernière partie de la moelle épinière, coupée à environ cinq centimè-
» tres en avant du renflement lombaire, a été enlevée. Cette moelle paraît molle. A
» deux centimètres en arrière des fibres d'émergence du plexus sciatique, sur la
» partie inférieure, on remarque un ramollissement très-prononcé. L'examen mi-
» croscopique est demeuré incomplet.

» Les muscles de la région antérieure de la cuisse étaient fortement dégénérés,
» graisseux ; ils étaient manifestement atrophiés avant l'autopsie, sur l'animal vi-
» vant. L'examen microscopique n'a pas été fait.

» Les cartilages de toutes les articulations du membre postérieur gauche sont
» amincis; plusieurs présentent des ulcérations semblables à celles qui existaient
» sur le premier sujet. Il n'y a pas eu d'analyse histologique.

» Le membre postérieur gauche présentait de nombreuses hydropisies enkystées
» dans diverses gaînes tendineuses. La paroi d'une de ces gaînes n'offrait pas moins
» de trois centimètres d'épaisseur. Cet épaississement tenait à une prolifération
» énorme, et déjà ancienne, du tissu conjonctif, qui était là comme stratifié en cou-
» ches successivement superposées.

» Les reins étaient malades. Les deux ovaires renfermaient chacun sept à huit
» kystes dont le volume variait de la grosseur d'une petite noisette à une noix. Le
» contenu de ces kystes, jaune orange, présentait de nombreux globules san-
» guins.

» Nantes, le 21 avril 1870.

» Signé : Th. LAENNEC. »

Sans prétendre qu'il y ait identité parfaite entre ces deux cas de boiterie et ceux auxquels j'ai fait allusion, et qui siégeaient plus particulièrement aux membres antérieurs, on ne peut nier cependant qu'il
n'existe une très-grande analogie entre ces diverses boiteries par la si-
militude du phénomène douleur et de l'atrophie des masses musculaires.

Il n'est donc pas impossible de supposer que de semblables lésions
doivent exister aux membres antérieurs frappés de boiteries an-
ciennes.

VI

Quelle peut être l'entité morbide à laquelle il soit logique de rattacher les signes que j'ai énumérés ?

Dès les premiers temps où je découvris ces foyers douloureux, je présumai qu'ils pouvaient provenir de périostite. Ce qui m'avait porté à une telle supposition, c'est que ces foyers s'observaient surtout sur les régions non recouvertes de muscles, là où la peau reposait presque immédiatement sur la surface de l'os. En outre, leur lieu d'élection devenait souvent le siége d'une tumeur osseuse, surtout quand le mal ne pouvait être conjuré dès le début.

Mais bientôt j'eus occasion de faire examiner des cas de boiterie, par M. le professeur Malherbe. Ce fut une bonne fortune pour moi, car après une étude rapide de deux sujets, il me déclara, avec la netteté qui lui est particulière, que les signes constatés appartenaient à la névralgie.

Cependant, quelques objections que je lui présentai, l'amenèrent à une modification de cette opinion absolue. Voici comment il s'exprima dans une note qu'il voulut bien me remettre :

« Si la névralgie, en modifiant la circulation de la partie malade,
» peut en modifier parallèlement les fonctions et même en altérer la
» nutrition, ne peut-on pas aussi renverser la question et dire que
» dans certains cas la névralgie n'est plus le fond et le point de départ
» de la maladie, mais que la douleur est la conséquence d'un trouble
» de nutrition qui, insaisissable au premier abord, doit aboutir plus
» tard à une maladie organique ? Un passage de Greves, que vous avez
» cité, suffirait pour démontrer qu'il en peut être ainsi.

» Je conclurais donc que, parmi les boiteries du cheval, les unes
» sont dues à des névralgies, et l'élévation de la température et l'en-
» gorgement devraient, dans beaucoup de cas, être regardés comme
» les effets du trouble de l'innervation ; d'autres, au contraire, seraient
» dues réellement à des périostites n'offrant au début d'autre symptôme
» que la douleur.

» Il faudrait encore entrer dans la considération des diverses causes
» de névralgie et se demander si la nature de celles-ci n'influe pas sur
» le mode de terminaison de l'affection. Les formes rhumatismales, si
» sujettes aux déplacements et aux transformations, conduiraient-elles
» plus que d'autres à la périostite, suivie du développement de tumeurs
» osseuses ? Il ne me semble pas irrationnel de le supposer. »

Ce serait perdre un temps précieux que de reproduire ici les caractères des névralgies, dont quelques-uns ont été particulièrement définis par Valleix, et ceux de la périostite, qui ont surtout été révélés par sir Philippe Crampton. Les membres qui m'écoutent les connaissent mieux que moi ; de sorte que, pour le but que je me propose, il me suffit en ce moment de signaler que les affections qui font l'objet de mon étude doivent être rapportées à la névralgie ou à la périostite. Du reste, je me préoccupe moins d'élucider le point de savoir à quelle entité morbide peuvent être rattachées certaines boiteries des chevaux, que d'affirmer les caractères de leur siége, tels que je les ai découverts, afin d'éveiller avec une insistance nouvelle l'attention de mes confrères, dont la plupart, je le crains bien, n'ont accordé qu'un mince crédit à mes affirmations.

VII

C'est pour le même motif que je me bornerai à énoncer que la nature de ces affections semble devoir être rapportée au rhumatisme. L'intensité de la douleur, sans apparence de lésion des tissus, les déplacements, les récidives, leur coïncidence simultanée ou successive avec le cornage, des coliques, que je suppose le plus souvent être des viscéralgies, autres boiteries de la respiration et de la digestion, la prédisposition héréditaire constatée très-fréquemment, voilà bien des conditions qui autorisent à penser ainsi ; je n'insisterai pas davantage, craignant d'abuser de votre attention.

VIII

Quelles peuvent être les causes de ces boiteries ? On sait à quels exercices pénibles est assujetti le cheval, le plus noble des serviteurs de l'homme. Aussi n'est-il pas un auteur qui n'ait fait jouer aux efforts de locomotion un rôle à peu près exclusif pour expliquer ces accidents.

Je suis convaincu que cette manière d'envisager les choses procédait d'une erreur ; mais je conviens qu'il faudrait une autorité autrement puissante que la mienne pour faire abandonner des principes que certains hommes ont défendus pendant toute leur vie. Il est bien entendu que je ne fais allusion ici qu'aux effets immédiats des efforts de locomotion, qui devraient produire des lésions dans les tissus, variant depuis leur simple tiraillement jusqu'à leur rupture complète. Par le fait, il n'est pas un praticien qui n'ait eu occasion de constater de pareils accidents, lesquels se manifestaient aux sens par des signes tangibles et incontestables. Mais je m'élève contre la généralisation d'une telle influence, pour expliquer des boiteries dont la cause était inconnue.

Cependant je pense que la fonction locomotrice, surtout quand elle est exagérée et longuement prolongée, doit avoir une large part dans la production des boiteries ; en effet, on constate qu'elles sont plus fréquentes sur les chevaux soumis aux allures vives, avec efforts puissants, pour franchir par le saut des obstacles semés sur le parcours. De plus, on les observe surtout aux membres antérieurs ; or, ceux-ci sont destinés à supporter, dans la station, une plus grande proportion du poids de l'animal que les postérieurs ; dans les allures allongées, ils reçoivent le choc de ce poids à chaque foulée, et ce choc est d'autant plus intense que la vitesse est plus grande ou que la projection de la masse dans le saut a été plus énergique. Chez l'homme, les névralgies des membres abdominaux sont aussi plus fréquentes que sur les pectoraux ; de plus, la névralgie des écrivains, le rhumatisme des jardiniers trouvent leur explication dans l'exagération de l'activité fonctionnelle des régions où ils siègent. Ainsi donc, pas de doute, l'exercice exagéré doit avoir une part très-large dans la production des boiteries, surtout sur des animaux engraissés, dans le repos, et dont l'épuisement des forces arrive très-promptement, jusqu'à ce qu'une gymnastique rationnelle les ait mis en haleine.

En outre de cette cause, il en est une autre dont il y a lieu de tenir le plus grand compte ; la voici : l'exercice auquel les chevaux sont soumis provoque une sudation souvent considérable qui les couvre d'écume. Or, ils sont quelquefois arrêtés dans cet état, soit sous une pluie froide, soit exposés à l'action d'un courant d'air.

Ces causes de névropathie agissent-elles directement sur le point où le foyer douloureux est reconnu, en y produisant une altération qui n'a encore pu être appréciée ? Ou bien cette douleur ne serait-elle que l'expression d'une altération plus ou moins éloignée et généralisée, laquelle, par une action réflexe, serait projetée là où on la constate ? Ce sont des questions plus faciles à poser qu'à résoudre. Pourquoi, par exemple, les cas de boiterie dont il est question se remarquent-ils trois fois plus souvent à gauche qu'à droite ? Ce caractère leur est commun avec un identique observé dans les névralgies de l'homme, et dont Henle a imaginé une explication.

Une dernière considération, que je ne dois pas négliger pour l'étiologie encore si obscure des boiteries, c'est la disposition héréditaire, que j'ai pu suivre jusqu'à la troisième génération.

Je citerai particulièrement une poulinière, qui n'a jamais travaillé et qui n'a jamais été dressée : elle est fréquemment boiteuse ; sa mère l'était à un degré très-prononcé, et la plupart de ses enfants, mis en service, ont présenté des exemples de boiterie bien caractérisés.

On conçoit qu'il soit très-difficile, dans l'état actuel de la science, de déterminer la part qui revient à chacun de ces facteurs, pour expliquer les cas particuliers de boiterie pour lesquels on est consulté. Mais je suis tout disposé à croire que les praticiens, et surtout les professeurs, trouveraient dans cet ordre d'idées une mine précieuse à exploiter.

IX

J'ai employé contre ces affections : les douches, quelquefois précédées d'une saignée locale, suivies de lotions d'essence de térébenthine et de l'application de compresses d'eau froide ; le parcours en liberté sur la prairie ; les injections hypodermiques de sulfate d'atropine ou de chlorhydrate de morphine ; les vésicatoires et le feu.

Des boiteries d'un membre antérieur ou postérieur, d'une grande intensité, et qui étaient survenues subitement, ont toujours promptement cédé à une saignée à la céphalique ou à la saphène, suivie de douches, de lotions légères d'essence de térébenthine et de compresses d'eau froide. Ce moyen est moins efficace, quand il s'agit d'une boiterie moins intense, et dont le début avait été en quelque sorte insidieux.

Les injections de sulfate d'atropine ou de chlorhydrate de morphine, les premières à la dose de trois à cinq centigrammes, les secondes à celle de vingt-cinq à trente, m'ont quelquefois très-bien réussi. En général, j'ai trouvé que le sulfate d'atropine devait être préféré. Toujours elles ont été pratiquées sur le foyer douloureux même.

Les vésicatoires avec l'onguent résolutif fondant de Lebas, ou avec la pommade de bi-iodure de mercure, du dixième au huitième, m'ont procuré d'excellents résultats pour éteindre des foyers douloureux, quand ils siégeaient aux régions supérieures des membres, surtout au coude et à la rotule. J'ai été assez fréquemment dans l'obligation d'en renouveler l'application, de quinze en quinze jours, toujours circonscrite à quelques centimètres au delà du foyer.

Mais le moyen le plus sûr et le plus héroïque consiste à recourir à la cautérisation *loco dolenti*. Le mode que j'ai adopté est celui qui est dit feu en pointes pénétrantes, tel que Leblanc père l'imagina il y a plus de trente ans. Les pointes fines ont un diamètre de deux millimètres et demi tout au plus. Leblanc se bornait à perforer la peau et à atteindre le tissu conjonctif sous-cutané. Mais j'ai été amené, par l'expérience, à aller plus profondément, et à pénétrer même dans les poches synoviales, non-seulement tendineuses, mais encore articulaires, provoquant la sortie de la synovie, pendant les douze ou vingt-quatre heures qui suivaient l'opération, sans que cela ait jamais eu le moindre inconvénient.

Cette cautérisation a une efficacité plus grande que celle par les anciens procédés, dans tous les cas où ces derniers sont recommandés. Elle a en outre l'avantage de ne laisser que des traces légères ou imperceptibles. Je l'emploie exclusivement dans tous les cas où il y a indication d'appliquer le feu.

Je me borne à introduire le cautère une seule fois, sur chaque point, rarement deux et surtout trois ; ce qui démontre que la vertu de la cautérisation ne dépend pas seulement de la dose de calorique introduite.

Le parcours des boiteux sur la prairie, en pleine liberté, est le meilleur adjuvant des moyens thérapeutiques ci-dessus. Quelquefois il a pu, à lui tout seul, triompher de quelques claudications assez intenses.

Dans les cas rebelles, je me suis souvent bien trouvé de l'emploi successif de ces divers moyens ; après les vésicatoires, surtout, les injections hypodermiques semblent mieux agir.

X

Je termine en annonçant que j'ai réuni, à la porte de la salle de nos séances, quatre animaux atteints de boiteries. A l'issue de notre réunion, j'aurai l'honneur d'indiquer les foyers douloureux aux personnes que cette question peut intéresser.

Voici l'exposé de cet examen :

1° Jument âgée, de carrosse, boiteuse du membre antérieur droit, avec émaciation des muscles sus et surtout sous-acromiens. Le mal paraît ancien, et le pronostic est très-fâcheux. Le bord antérieur de l'olécrâne, comprimé par le pouce, les autres doigts engagés sur sa face interne, et servant de point d'appui, est le siége d'une douleur très-vive, manifestée par un soubresaut spasmodique des muscles scapulaires. Toute pression exercée sur les autres points de cette partie osseuse, ou sur l'olécrâne opposé, est supportée par l'animal avec une entière indifférence.

Le lendemain de cette visite, le feu fut appliqué *loco dolenti*, et la bête fut abandonnée sur la prairie, pendant un mois, après lequel elle put être mise en service, ne boitant plus, contre mes prévisions, mais conservant une gêne dans le membre.

2° Jument, 4 ans, de trait léger, boiteuse du membre antérieur droit, depuis plus de vingt jours, sans que le membre présente aucune altération. Le côté interne du sommet du paturon ; sur le trajet de la branche postérieure du nerf latéral, présente une surface douloureuse, d'un centimètre de large et de deux en longueur. Autour de ce foyer et sur le point exactement correspondant du paturon opposé, toute pression ne provoque aucune sensibilité.

Le feu y fut appliqué le lendemain. Dix jours après, la boiterie avait complétement disparu. Depuis, la bête fait un service journalier, fatigant et sur le pavé.

3° Jument, 6 ans, de carrosse, boiteuse du membre postérieur droit, depuis 40 jours. Elle avait été conservée, sans traitement, durant ce délai, en vue de la réunion de l'Association. Un an auparavant, cette jument avait été boiteuse du membre postérieur gauche, par une douleur sur la face antérieure et vers l'extrémité inférieure du premier phalangien. Le feu avait triomphé du mal en quinze jours ; et pendant un an, la bête avait fait un excellent service. En ce moment elle présente au sommet du paturon, un peu du côté externe de sa face antérieure, une surface douloureuse, ne dépassant guère le diamètre d'un centimètre carré. La douleur provoquée, même par une pression très-légère, détermine une contraction vive des muscles rotuliens. L'examen comparatif des autres points et du paturon opposé, ne donne qu'un résultat négatif.

Le feu fut appliqué sur cette surface circonscrite, et renouvelé huit jours après, le cautère s'implantant sur les anciens points ; huit jours plus tard, quinze après la première application, la boiterie avait complétement cessé ; la jument reprenait son service, qu'elle n'a pas discontinué depuis, ayant toute son ancienne souplesse.

4° Jument, 7 ans, de petite taille, employée à la voiture. Cette jument est boiteuse depuis plusieurs mois. Elle a été très-souvent plusieurs jours sans boiter. Tantôt cette infirmité était fort légère, tantôt au contraire très-intense. Au moment de l'examen, elle est très-sensible et son siége est au membre antérieur gauche. Sur le côté externe du canon, un peu en arrière de l'extrémité supérieure du péroné, existe une surface, plus longue que large, très-douloureuse à la pression, tandis que celle-ci, exercée autour ou sur le canon opposé, ne provoque aucune douleur.

Le feu y fut également appliqué, et quinze jours plus tard, le mal ne s'étant pas amendé, une nouvelle application eut lieu. Puis la jument fut renvoyée à son propriétaire, qui demeure à quinze lieues de Nantes. Six semaines plus tard, celui-ci m'annonça que sa bête boitait toujours ; je l'engageai à faire, sur la surface cautérisée, une friction avec la pommade de bi-iodure de mercure ; et depuis, je n'ai pas eu d'autres nouvelles de ma malade.

XI

De ce qui précède, je suis porté à conclure :

1° Que parmi les boiteries des chevaux, il en est un grand nombre dont la cause véritable avait été méconnue jusqu'au moment où ce que j'appellerai ma bonne fortune me permit de découvrir, dans le membre boiteux, des foyers douloureux, très-circonscrits, et perceptibles à l'aide d'une pression méthodique ;

2° Ces boiteries doivent être considérées comme résultant de névralgies ou de périostite ;

3° La nature des uns et des autres me semble devoir être rapportée à l'entité rhumatismale ;

4° Malgré l'efficacité bien constatée de certains moyens thérapeutiques, dans la plupart des circonstances, il est des cas qui résistent à tous les traitements, et doivent, au moins encore, être considérés comme incurables.

ASSOCIATION FRANÇAISE

POUR L'AVANCEMENT DES SCIENCES

EXTRAIT DES STATUTS ET RÈGLEMENT

VOTÉS PAR L'ASSEMBLÉE GÉNÉRALE DU 27 AOUT 1874.

STATUTS.

ART. 4. — L'Association se compose de membres fondateurs et de membres ordinaires : les uns et les autres sont admis, sur leur demande, par le Conseil.

ART. 5. — Sont membres fondateurs les personnes qui auront souscrit à une époque quelconque une ou plusieurs parts du capital social : ces parts sont de 500 francs.

ART. 7. — Tous les membres jouissent des mêmes droits. Toutefois les noms des membres fondateurs figurent perpétuellement en tête des listes alphabétiques, et les membres reçoivent gratuitement pendant toute leur vie autant d'exemplaires des publications de l'Association qu'ils ont souscrit de parts du capital social.

RÈGLEMENT.

ART. 1er. — Le taux de la cotisation annuelle des membres non fondateurs est fixé à 20 francs.

ART. 2. — Tout membre a le droit de racheter ses cotisations à venir en versant une fois pour toutes la somme de 200 francs. Il devient ainsi membre à vie.

La liste alphabétique des membres à vie est publiée en tête de chaque volume, immédiatement après la liste des membres fondateurs.

Les souscriptions sont reçues :

Au Secrétariat, 76, rue de Rennes;

Chez M. Masson, *trésorier*, 17, place de l'École de Médecine.

Les souscriptions des membres fondateurs peuvent être versées en une seule fois, ou en deux versements de chacun 250 francs.

Nantes. — Imp. Vincent Forest et Emile Grimaud, place du Commerce, 4.

www.ingramcontent.com/pod-product-compliance
Lightning Source LLC
LaVergne TN
LVHW021506060726
842527LV00006B/2470